MANUEL PRATIQUE

DE LA

VACCINATION ANIMALE

ASNIÈRES. — IMP. LOUIS BOYER ET Cie, 7, RUE DU BOIS

MANUEL PRATIQUE

DE LA

VACCINATION ANIMALE

TECHNIQUE. — PROCÉDÉS DE CONSERVATION DU VACCIN

(Mémoire couronné par l'Académie de médecine)

PAR

L. VAILLARD

Médecin major

Professeur agrégé du Val-de-Grâce

Avec figures dans le texte et deux planches
en couleur hors texte.

PARIS

OCTAVE DOIN, ÉDITEUR

8, PLACE DE L'ODÉON, 8

1886

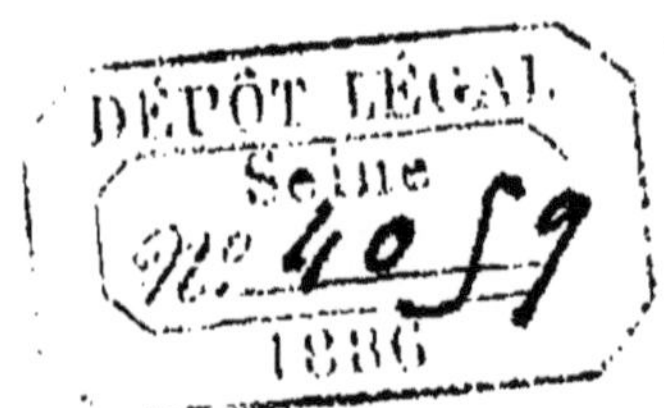

MANUEL PRATIQUE

DE LA

VACCINATION ANIMALE

I

La pratique de la vaccination animale a pour objet la culture ininterrompue du vaccin originel, cow-pox ou horse-pox, sur les animaux de l'espèce bovine et l'utilisation, en vue de la préservation variolique, du virus ainsi obtenu.

Le principe sur lequel repose cette méthode est d'une rigoureuse logique. Les maladies éruptives d'où dérive le vaccin découvert par Jenner ne se développent spontanément que sur des espèces animales déterminées, le cheval et la vache; ces derniers représentent donc le terrain de prédilection des affections vaccinogènes.

En conséquence, si l'on veut conserver dansles

meilleures conditions possibles le germe du cow-pox ou du horse-pox, c'est sur l'une ou l'autre des espèces précédentes, particulièrement sur les bovidés, qu'il convient de le cultiver et non sur une espèce différente où il ne s'implante jamais spontanément.

Le vaccin que l'on obtient par ce mode de culture sur l'animal est doué de propriétés préservatrices vraisemblablement égales à celles du vaccin humain ; il présente en outre des garanties de pureté *absolue* que l'on ne saurait toujours demander à ce dernier. Cet avantage de la plus haute valeur n'est pas une des moindres causes qui ont motivé l'extension rapide et la vulgarisation croissante de la vaccination animale dans tous les pays. Mais il n'est pas le seul et cette méthode intéresse encore la médecine publique à plusieurs titres parmi lesquels il importe de signaler surtout l'abondance presque illimitée de matière vaccinale qu'elle peut fournir à tout moment, en toute saison, suivant les convenances et les besoins.

La pénurie du vaccin humain se fait, en effet, trop souvent sentir et parfois dans des circonstances où elle peut être particulièrement dangereuse. Dans les petits centres de population, les campagnes, souvent aussi les villes, les vaccinations sont généralement suspendues du mois de novembre au mois de mai. Pendant cette période de l'année il est presque impossible de trouver du vaccin. Le possédât-on, il serait encore malaisé de se procurer des enfants pour l'entretenir en raison de ce préjugé tenace qu'il est dangereux d'inoculer les jeunes sujets pendant la saison froide. D'autre part nombre de familles éprouvent une vive répugnance à laisser leur enfant servir de vaccinifère. Que, dans ces conditions, surgisse une épidémie de variole, et, par suite, l'impérieuse nécessité de pratiquer des vaccinations ou des revaccinations sur un grand nombre de sujets : le danger est pressant et la prophylaxie difficile ou imparfaite en raison des difficultés que l'on rencontre. Avec la vaccination animale tous ces inconvénients disparaissent ; qu'il s'agisse des besoins ordinaires ou des mesures commandées par le développement d'une épidémie variolique, rien n'est plus facile alors que de créer et répandre à profusion le vaccin nécessaire.

Si dans les grandes villes il est opportun d'entretenir une source permanente de vaccin animal, point ne serait utile, pour les centres moins importants, de recourir à pareille pratique. Il suffirait, en temps normal, d'inoculer une ou plusieurs génisses, à époques fixes. Une seule bête peut, en effet, fournir la quantité de vaccin nécessaire pour 1000 ou 1200 personnes et cette abondance permet de répondre non seulement aux besoins locaux, mais encore à ceux de populations voisines ou éloignées. Si une épidémie survient rien n'est plus facile que de multiplier sans limites cette source vaccinale, d'où la possibilité d'agir vite et bien. Il n'est point inutile d'ajouter à ce propos que l'évolution du bouton vaccinal est plus rapide sur les animaux de l'espèce bovine que chez l'enfant. Après cinq fois ou six fois vingt-quatre heures, l'éruption provoquée chez l'animal atteint son développement parfait et la lymphe devient utilisable; cette question de temps peut avoir sa valeur. Enfin (ce détail secondaire n'est pas sans importance) la génisse est un vaccinifère docile, facile à manier et que l'on sait apprécier lorsqu'on a eu à lutter contre les cris, l'agitation incessante des enfants ou l'humeur impatiente des mères.

Il serait superflu d'insister sur les avantages que procure la vaccination animale; ils sont justifiés par la faveur dont elle jouit dans tous les pays

Mise en pratique pour la première fois par Negri de Naples, vers 1840, la vaccination animale a tout d'abord été lente à faire son chemin et c'est seulement vingt-quatre années plus tard qu'elle s'introduit en France, importée par Lanoix. Accueillie avec indifférence elle eut encore à lutter, dès le début, contre les critiques et les préventions ; mais sous les auspices de Depaul, grâce à ses plaidoyers, son patronage incessant et aux expériences entreprises à son instigation dans les locaux de l'Académie de médecine, elle put enfin s'implanter. Un premier centre de vaccination animale fut alors créé à Paris par Lanoix et Chambon. Bientôt il devint l'origine des Instituts vaccinogènes fondés en Belgique par Warlomont et en Allemagne par Pissin. En Italie les comités de ce genre se multiplièrent rapidement. La Hollande, la Russie, la Suisse, l'Espagne etc., entrèrent dans la même voie. Partout la nouvelle méthode a pénétré et s'est fait accepter avec une faveur chaque jour plus grande. Aujourd'hui, surtout à l'étranger, elle est d'un usage presque général et souvent exclusif. En France ses progrès ont été moins rapides. Cependant de nombreuses villes possèdent ou installent des établissements spéciaux où le cow-pox est constamment entretenu. L'armée tend de plus en plus à substituer le vaccin animal au vaccin humain dans ses revaccinations obligatoires. De tous côtés la vaccination animale rend des services considérables ; mais elle pourrait en rendre de bien plus grands encore si son emploi se généralisait dans les petits centres de population et les campagnes. La pratique en est simple, facile, aisément réalisable dans toutes les circonstances ; elle nécessite à peine un outillage. Les moyens ne font pas défaut et ce qui manque le plus ce sont souvent les connaissances techniques. Aussi avons-nous cru pouvoir être utile en décrivant dans quelques pages le manuel opératoire de la vaccination animale. Les notions qui la concernent ont déjà fait l'objet de publications importantes. Notre prétention n'est pas d'y ajouter des faits nouveaux ou personnels, mais bien d'exposer aussi simplement que possible la technique habituellement suivie soit pour la culture, soit pour la conservation plus ou moins prolongée du vaccin.

II

OUTILLAGE

Un matériel peu compliqué suffit à la pratique de la vaccination animale. Cet outillage toutefois n'est pas absolument indispensable et peut être remplacé au besoin par des moyens très simples que l'on trouve toujours et partout à sa disposition.

A. *Table à bascule* — L'animal vaccinifère devant être couché et solidement assujetti pendant les diverses opérations que nécessitent l'ensemencement du vaccin et l'utilisation des boutons obtenus, on emploie généralement pour cet usage une table spéciale, dite table à bascule. Il en existe plusieurs modèles, construits tous sur le même principe. L'un des plus simples et aussi le moins coûteux est celui dont se sert Pissin à l'Institut vaccinal de Leipzig (figure 1). Cette table se compose de deux parties.

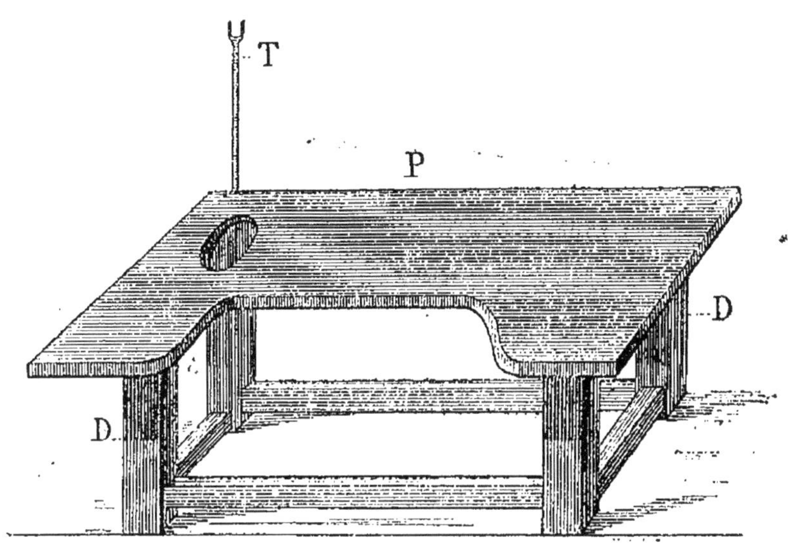

Fig. 1. — Table à bascule. — D, dessous de table. — P, dessus de table ou plateau. — T, tige en fer.

a. Dessous de table (fig. 1, 2, 3, D). Il est formé par quatre pieds verticaux en bois d'orme ou de sapin, de 0m 65 de hauteur et 8 centimètres de côté, reliés entre eux en haut et en bas par des traverses de même épaisseur qui constituent un cadre long de 1m 15, large de 0m 62.

b. Dessus de table ou plateau. — Le plateau se fixe au moyen de deux ou trois fortes charnières (fig. 2, a, a), à l'une seulement des traverses supérieures et à son bord extérieur, de manière à devenir mobile autour d'un axe hori-

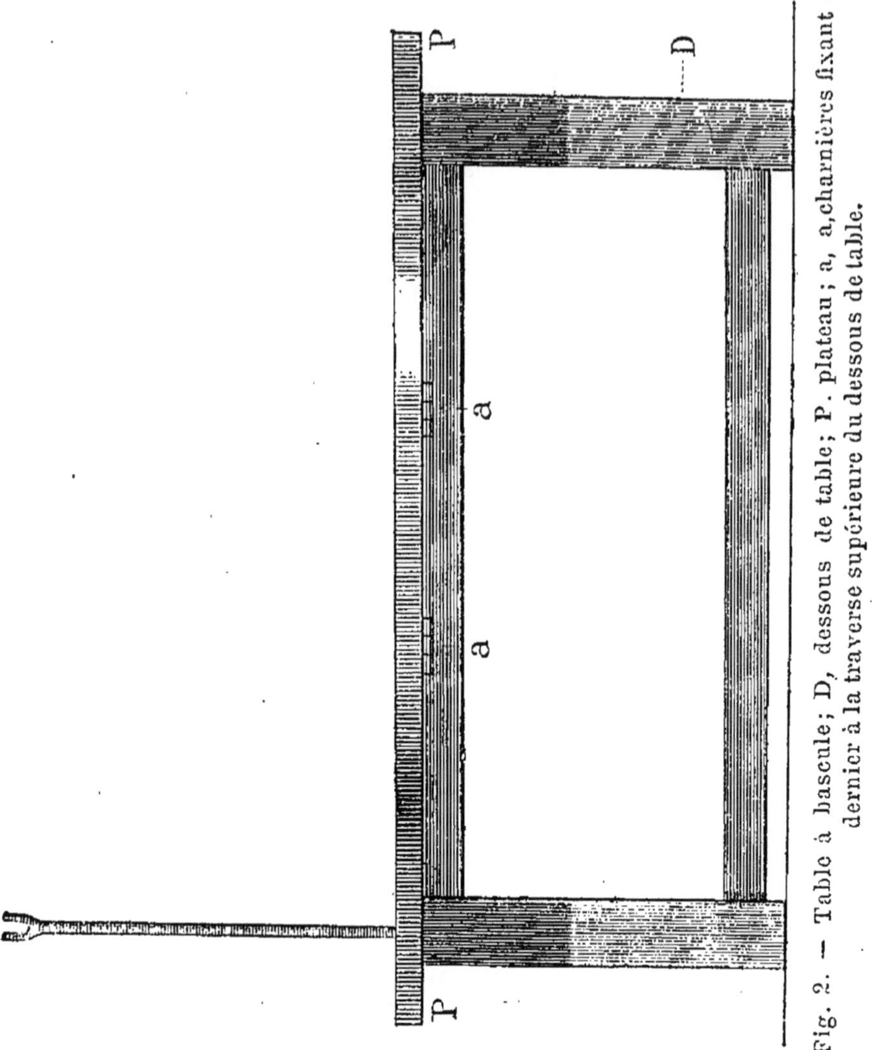

Fig. 2. — Table à bascule; D, dessous de table; P. plateau; a, a, charnières fixant ce dernier à la traverse supérieure du dessous de table.

zontal ainsi que l'indique la figure 3. Il est formé

de planches en bois de sapin, épaisses de 4 centimètres, et mesure 1 m. 40 de longueur sur 0m 98 de largeur. Le bord correspondant à la ligne des

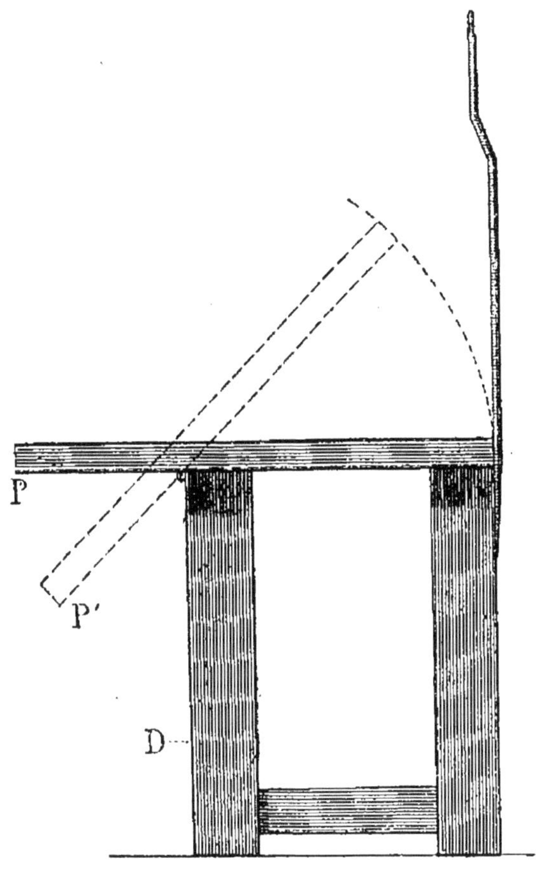

Fig. 3. — Coupe schématique de la table à bascule. D. dessous de table; P, plateau en position horizontale ; P', ligne indiquant le sens de son déplacement.

charnières est entaillé d'une échancrure régulière, profonde de 35 centimètres où vient affleurer le ventre de l'animal lorsqu'il est étendu. Le plateau porte trois paires d'anneaux métalliques

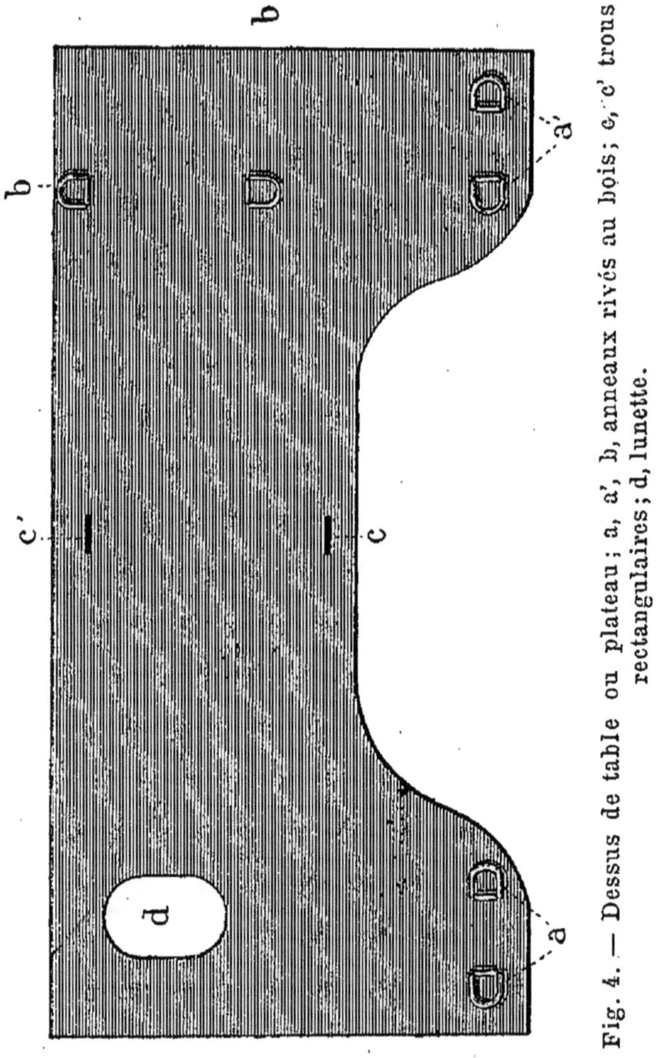

Fig. 4. — Dessus de table ou plateau ; a, a', b, anneaux rivés au bois ; c, c' trous rectangulaires ; d, lunette.

(fig. 4 *a*, *a' b*) rivés dans le bois pour l'adaptation des liens fixateurs ; il est en outre percé de deux trous rectangulaires (*c*,*c'*), longs de 7 centimètres et d'une large lunette (d) destinée à l'écoulement des matières fécales et des urines.

B. *Liens.* — Divers liens sont indispensables pour hisser et fixer l'animal sur la table à bascule.

a. — Une courroie abdominale en cuir solide, longue de 2 mètres, large de 6 centimètres et munie d'une boucle à l'une de ses extrémités.

b. — Trois lannières en cuir souple, longues de 2m 50 à 3 mètres, larges de 2 centimètres.

C. *Instruments.* — Les instruments nécessaires se réduisent aux suivants :

a. — Lancette à scarifier (modèle Chambon), montée sur un manche en bois ; elle peut-être remplacée sans inconvénient par un scalpel ou un bistouri ordinaire.

b. Plusieurs pinces expressives : pinces courbes de Lanoix, pinces courbes à coulisseau de Warlomont, pinces de Belluzi, pinces à mors droits de Chambon. Ces dernières nous paraissent les plus commodes et les mieux appropriées à leur destination (fig. 6); elles consistent en une simple modification des pinces hémostatiques qui d'ailleurs pourraient être utilement employées.

A cet outillage il convient d'ajouter : une muselière en osier, en forme de panier, munie de courroies et servant à entourer le muffle de l'animal; un tablier taillé dans une vieille couverture de laine que l'on dispose autour de l'abdomen afin de protéger la région inoculée contre les souillures.

III

CHOIX D'UN ANIMAL

Bien que les animaux grands ou petits, mâles ou femelles de l'espèce bovine puissent indifféremment servir comme vaccinifères, il y a cependant un réel avantage à utiliser de préférence les sujets jeunes, âgés de deux mois et demi à trois mois. Ces derniers sont faciles à manier et à contenir. D'autre part le choix d'un animal jeune écarte d'une manière presque absolue l'inconvénient qu'il peut y avoir à cultiver le virus vaccinal sur un terrain tuberculeux. Contrairement, en effet, à ce que l'on observe chez la vache, le veau est très rarement atteint de tuberculose (1) et l'on

(1) Sur 21,320 veaux tués à l'abattoir d'Augsbourg, Adam n'en a pas rencontré un seul qui fût atteint de tuberculose, tandis que sur 10,988 bêtes à cornes adultes, 321 étaient

sait que chez lui, par analogie avec ce qu'enseigne la clinique infantile, cette affection se localise dans les ganglions mésentériques.

Un veau de l'âge indiqué exige, il est vrai, pour

tuberculeuses. A Munich la proportion des tuberculeux chez les bœufs a été de 1,13 pour 100; chez les vaches de 5,30 pour 100; chez les taureaux de 0,73 pour 100; enfin chez les veaux de 0,0006 pour 100. A peine existait-il donc un veau tuberculeux sur 100,000. M. Leclerc, inspecteur principal de la boucherie à Lyon n'a rencontré pendant une période de cinq années que 5 veaux tuberculeux sur environ 400,000 animaux abattus. Ces chiffres qu'il serait aisé de multiplier suffisent à montrer l'excessive rareté de la tuberculose chez les veaux.

D'ailleurs la tuberculose est-elle réellement susceptible de se transmettre par l'intermédiaire de la vaccine? Cette question semble aujourd'hui définitivement tranchée dans le sens de la négative. Les recherches de Lothar-Meyer, Bollinger, Chauveau, Josserand, Strauss et celles que nous avons entreprises à ce sujet démontrent que le vaccin recueilli sur des individus notoirement tuberculeux ne transmet pas la tuberculose aux animaux auxquels il es inoculé. Le fait a été particulièrement mis en lumière par M. Strauss dans un très remarquable travail dont nous reproduisons ici les conclusions (*La tuberculose est-elle transmissible par la vaccine. Strauss, Société Médic. des hôpitaux, février 1885*).

« L'infection tuberculo-vaccinale est improbable, presque chimérique, et cela pour les raisons cumulatives qui peuvent se résumer ainsi :

» 1° A cause de l'âge des vaccinifères : les tout jeunes enfants sont très rarement tuberculeux, ils ne sauraient donc transmettre ce qu'ils n'ont pas (cette considération s'applique rigoureusement aux jeunes sujets de l'espèce bovine).

» 2° Le vaccinifère fût-il tuberculeux, la sérosité de la pusl'alimentation des soins plus minutieux qu'un animal adulte et il peut être pris, durant l'évolution vaccinale, de troubles intestinaux plus ou moins sérieux; ces inconvénients toutefois sont largement compensés par les avantages précités.

A part les réserves précédentes, les bêtes adultes peuvent évidemment servir au même titre; c'est ainsi que l'Institut vaccinogène de l'armée belge à Anvers utilise les vaches destinées à l'alimentation de la troupe. Mais ces animaux nécessitent pour leur contention des appareils plus solides et des manœuvres laborieuses; d'autre part ils peuvent avoir été atteints antérieurement du cow-pox et devenir ainsi réfractaires à la culture du vaccin, comme le fait a été signalé à l'Institut d'Anvers.

Pour une raison pratique il n'est point indifférent de choisir les génisses ou les veaux mâles. Chez ces derniers la disposition des organes genito-urinaires gêne l'application de la couverture dont on entoure la région inoculée et favorise

tule vaccinale aurait cependant les plus grandes chances de ne pas renfermer de germes tuberculeux.

» 3° Si cependant, par impossible, le vaccin employé renfermait le germe tuberculeux, le *mode d'insertion* auquel on a recours, le peu de profondeur de la plaie vaccinale serait encore éminemment défavorable au développement de ce germe. »

la souillure de cette partie par la projection des urines. Chez la génisse, au contraire, la couverture s'adapte aisément et l'éruption vaccinale est bien protégée du contact des urines. Suivant le conseil donné par Warlomont il est opportun d'employer de préférence les génisses à poils roux ou blancs ; le choix de la robe n'intervient ici que pour écarter les animaux dont la peau fortement pigmentée en noir gêne l'observation de la marche des boutons.

L'évolution régulière de l'éruption vaccinale est facilement influencée par l'état de santé des animaux ; il est donc indiqué de soumettre les vaccinifères à un examen préalable et de ne les accepter qu'après constatation des qualités physiques vulgairement requises. Le veau en bonne santé présente un muffle rosé et frais, un œil vif, la peau souple et le poil fin ; il est généralement gai, difficile à conduire ; il aime à sauter, à gambader. Quelquefois cependant, à la suite d'un transport plus ou moins long en chemin de fer et des fatigues du voyage, il paraît triste, alangui ; mais cette manière d'être n'implique pas toujours l'existence d'un état morbide et disparaît rapidement par le repos à l'étable.

Outre cet ensemble de conditions il faut exiger

surtout que l'animal ne soit pas atteint de diarrhée Cet accident est, en effet, assez commun chez les animaux que l'on vient d'enlever à leur mère ; non seulement il détermine, par sa persistance, un amaigrissement rapide, mais il peut encore modifier, retarder la marche de l'éruption. L'affection est reconnaissable au rejet par l'anus de matières liquides, jaunâtres, d'une odeur fétide, étriccarastique ; ces matières s'attachent autour de la région anale et salissent la queue, les fesses ou les pattes postérieures.

Par surcroît de précaution il convient de laisser la bête au repos et de la tenir en observation pendant vingt-quatre heures avant de procéder à l'inoculation. Il est alors facile d'apprécier son état de santé, son appétit, l'intégrité de ses fonctions intestinales, etc., tous détails d'une certaine valeur lorsqu'on veut être assuré de la réussite.

IV

INOCULATION DE L'ANIMAL

L'inoculation de l'animal comporte une série d'opérations successives qui consistent :

1° A raser la peau dans une région déterminée.

2° A pratiquer sur cette surface des scarifications ou incisions r égulières.

3° A insérer le vaccin dans chacune de ces petites plaies.

Ces divers temps de l'opération nécessitent au préalable l'immobilisation parfaite de l'animal sur la table à bascule.

Avant de décrire le mode de faire il convien d'examiner tout d'abord sur quelle région du corps doivent porter les inoculations.

RÉGION A INOCULER

A l'imitation de Negri, l'instaurateur de la vaccination animale, la plupart des médecins vaccinateurs ont choisi la région inguinale de préférence à toute autre, parce que « l'épiderme en est » très mince et que la nature de cette région a » quelque affinité avec celle des muqueuses. D'au- » tre part la peau en étant très mobile on peut fa- » cilement faire saillir sous le doigt les pustules » qui se sont développées dans son épaisseur. » Enfin toutes les pustules de l'éruption sont là à » l'abri de toute souillure, de tout frottement qui » pourrait les détruire, et, bien mieux que partout » ailleurs, garanties des influences atmosphéri- » ques (1) ».

C'est ainsi que Lanoix, Depaul (2), Ciaudo (3), etc., ont inséré le vaccin dans la région ingui-

(1) Lanoix. Mémoire lu à l'Académie de médecine, 27 décembre 1864.

(2) Depaul. — Expériences faites à l'Académie Impériale de médecine avec le cow-pox ou vaccin animal. *Mémoires Acad. de med.* t. 28.

(3) Ciaudo. — *Du vaccin de génisse. Étude comparat. du vaccin animal et du vaccin humain.* Paris 1882.

nale et hypogastrique du côté droit, sur un espace variant de un décimètre carré et demi à deux décimètres. De même Warlomont (1) inocule sur une surface à peu près équivalente à celle du fond d'un chapeau d'homme et s'étendant depuis la région inguino-mammaire jusqu'au voisinage de l'ombilic.

Sans doute la région inguinale présente tous les avantages décrits par Lanoix, mais la surface ainsi ensemencée est par contre très restreinte et cette exiguité mérite d'être prise en considération lorsqu'il s'agit de créer une source abondante de virus.

Si la finesse de la peau réalise une condition favorable au développement parfait de l'éruption il n'est pas moins vrai que celle-ci réussit aussi bien ailleurs, dans les régions où le derme est épais et la peau plus abondamment pourvue de poils, comme les parties inférieures et latérales du ventre. En ces points même les boutons présentent une largeur plus grande et une richesse plus appréciable en lymphe inoculable. Aussi, pour opérer l'ensemencement sur un espace suffisamment étendu, convient-il d'emprunter à

(1) WARLOMONT. — *Traité de la vaccine*. 1883.

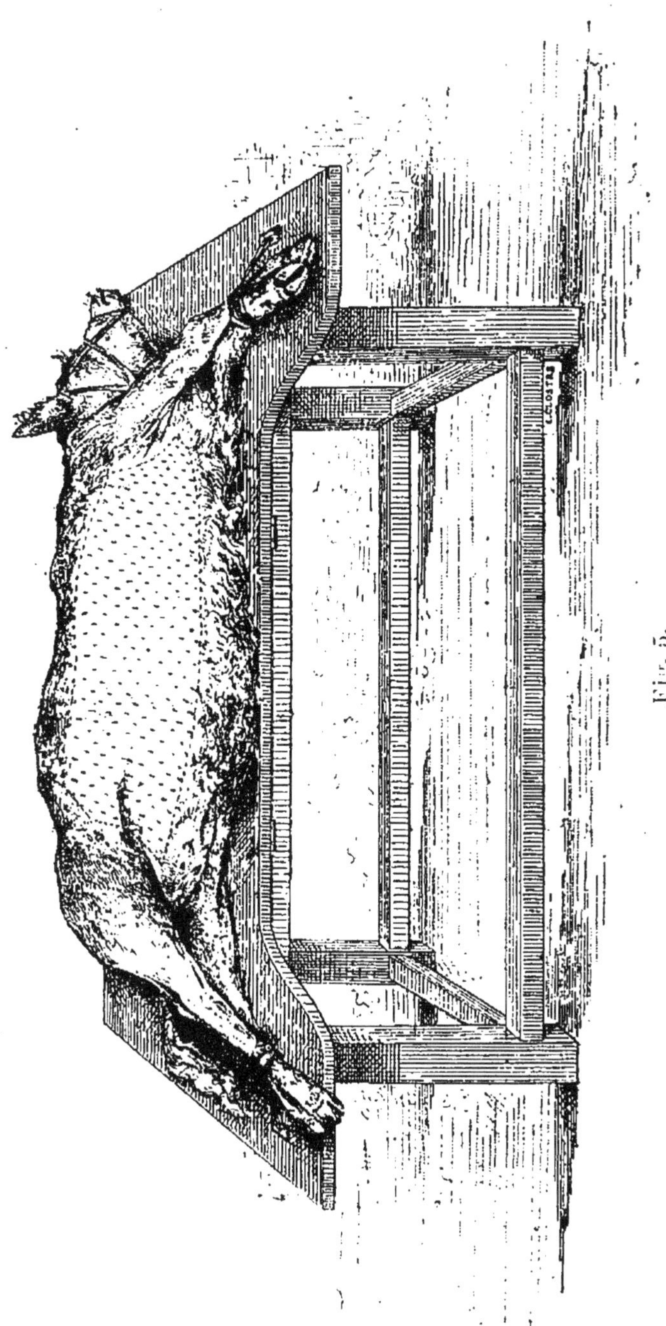

Fig. 5.

M. Chambon une pratique quelque peu différente de celle des médecins précités et plus avantageuse dans le sens indiqué.

Au lieu de limiter l'insertion à la région comprise entre les trayons et le pli de l'aîne on l'étend à toute la partie inférieure de la paroi thoraco-abdominale, sur une large surface circonscrite (fig. 5) : en haut par une ligne horizontale s'étendant depuis la partie moyenne du creux de l'aisselle jusqu'au point homologue du creux inguino-crural; en bas par une ligne antéro-postérieure passant au voisinage de l'ombilic; en avant par le prolongement du creux axillaire jusqu'à la rencontre des deux lignes précédentes; en arrière par une ligne semblable suivant le pli inguinal, mais contournant les trayons qui sont laissés en dehors. On se ménage ainsi un vaste rectangle sur lequel il est aisé de semer 150 ou 180 boutons. Cette manière de procéder présente encore un avantage. Lorsque l'on cantonne l'éruption dans la région inguinale il est nécessaire, pour y puiser le vaccin, de coucher et d'immobiliser l'animal sur la table à bascule; lorsque, au contraire, on la dissémine sur toute la région abdomino-thoracique il devient facile, la génisse restant débout, d'utiliser commodément les boutons jusqu'aux confins de la ligne ombilicale.

IMMOBILISATION DE LA GÉNISSE SUR LA TABLE A BASCULE

Le plateau mobile de la table est mis dans la position verticale. La génisse placée debout, parallèlement au plateau et à son contact, est ensuite maintenue contre lui au moyen de la courroie abdominale. A cet effet l'extrémité libre de la courroie préalablement introduite d'arrière en avant dans le trou *c'* du plateau (fig. 4) est appliquée sur le tronc de l'animal, puis engagée sous le ventre, dans le trou *c* et ramenée en arrière vers son point de départ le trou *c'*, où on la fixe sur la boucle que porte l'autre extrémité de la courroie. Celle-ci décrit de la sorte une anse serrée qui maintient la génisse adhérente à la table.

Alors un aide placé derrière le plateau lui imprime un brusque mouvement de bascule pour le conduire en position horizontale. Simultanément deux aides placés auprès de l'animal saisissent les membres et les maintiennent appliqués contre la table pendant le mouvement de bascule qu'ils suivent et contribuent à effectuer. Le déplacement étant achevé, la génisse se trouve étendue et il reste à l'assujettir fortement à l'aide des trois lanières en cuir souple. La tête est immobilisée au niveau des anneaux *b* ; les jambes de devant, placées en extension et liées ensemble, sont fixées aux anneaux *a'*; de même les membres postérieurs aux anneaux *a* (Voy. fig. 5). A ce moment on enlève la courroie abdominale devenue inutile. Il est opportun de placer les membres dans l'extension complète afin de tendre la peau de la région thoraco-abdominale qui doit être rasée avec soin.

Par la position ainsi donnée à l'animal le flanc sur lequel vont être faites les inoculations se présente à découvert. Mais lorsqu'il s'agit d'opérer exclusivement sur le creux inguinal ou les trayons cette position ne découvre plus suffisamment les parties et il y a lieu de changer le mode d'attache des membres postérieurs. Alors la jambe gauche est seule fixée aux anneaux; la jambe droite est élevée verticalement, le long d'une tige de fer disposée à l'un des angles de la table (fig. 1, T) et terminée par une fourche où l'on fixe le membre. Toute la région inguinale droite est ainsi exposée, bien tendue, aux manipulations. On pourrait encore, plus simplement, placer la jambe postérieure droite en flexion forcée et l'attacher avec les membres antérieurs.

RASEMENT DE LA SURFACE A INOCULER

Lorsque l'animal est convenablement fixé, on coupe aussi près que possible, soit avec les ciseaux, soit mieux avec une tondeuse, les poils qui recouvrent la région à inoculer. Puis celle-ci est savonnée à l'eau chaude et rasée avec le plus grand soin, en évitant d'érafler l'épiderme.

Cette opération exige, pour n'être pas laborieuse, une certaine immobilité de la bête. Afin de calmer son impatience et de modérer son agitation il est bon de recourir au moyen suivant. Un aide se place près de la tête de l'animal, recouvre ses yeux d'une large compresse et les caresse par un frottement incessant. Cette petite précaution suffit, en général, pour obtenir l'immobilité nécessaire.

L'opération terminée, on lave la région à l'eau chaude et on l'essuie avec un linge sec.

SCARIFICATIONS

La surface à inoculer étant bien asséchée, on procède immédiatement à l'inoculation. Celle-ci se pratique soit par la méthode des scarifications, soit à l'aide de simples piqûres. Mais il importe de savoir que ces deux modes d'insertion n'ont pas une égale valeur. Aux piqûres succède une éruption petite, arrondie, difficile à enserrer dans les mors de la pince et surtout peu riche en lymphe. Les scarifications, au contraire, donnent des boutons allongés, variables dans leur dimension avec celle de la plaie elle-même, faciles à saisir entre les mors de la pince et laissant écouler alors une abondante quantité de virus. Les premières, il est vrai, peuvent être bien plus nombreuses que les incisions, mais pour la raison indiquée elles ne sont guère utilisables pour les vaccinations en grand. Aussi y a t-il un réel avantage à recourir exclusivement aux scarifications.

Les scarifications se pratiquent au moyen d'une lancette ordinaire, d'un bistouri ou mieux encore de la lancette modèle Chambon. Elles doivent être superficielles, intéresser à peine le derme, « juste assez, dit Lanoix, pour ne faire que rougir par le sang la trace de l'incision ». Leur longueur pourra varier de un centimètre à un centimètre et demi environ et leur direction sera orientée *perpendiculairement* à l'axe de l'animal. Warlomont conseille de pratiquer ces incisions parallèlement à l'axe de l'animal « afin que plus tard, au » moment d'utiliser les pustules, la pince à ressort » fixe, appliquée sur elles, ne soit pas chassée » dans les mouvements que l'ennui ou la douleur » provoquent chez le vaccinifère et qui ont pour » effet l'élongation de l'axe longitudinal aux » dépens du bi-latéral ». C'est là, en effet, un accident qui se produit parfois, quelle que soit d'ailleurs la direction donnée aux incisions, si l'on n'a pas soin de distraire l'animal par des caresses. Parmi les avantages des incisions perpendiculaires nous signalerons seulement le suivant : lorsque la pince expressive est appliquée, la lymphe qui suinte sur toute la surface du bouton vient s'accumuler à son extrémité inférieure et forme une grosse goutte très facile à recueillir soit sur la lancette, soit dans les tubes servant à faire la récolte.

On commence par tracer à la partie supérieure

de la surface rasée une première ligne de seize ou dix-huit scarifications, parallèles entre elles, distantes les unes des autres de deux centimètres à deux centimètres et demi environ. A deux centimètres au dessous de la première ligne on pratique la seconde rangée, en ayant soin que les nouvelles incisions alternent avec les précédentes ; et ainsi de suite, de haut en bas, jusqu'à la ligne blanche, de telle sorte que les incisions de deux séries voisines se contrarient constamment entre elles (fig. 5). Dans ces conditions il est aisé de pratiquer cent cinquante ou cent quatre-vingts scarifications, chaque rangée pouvant en contenir seize ou dix-huit.

Les incisions doivent être assez superficielles pour ne pas donner lieu à un écoulement de sang. Mais, quelle que soit l'attention apportée à l'opération, il arrive souvent que les mouvements brusques de l'animal déterminent des échappées de la lancette et par suite des scarifications plus profondes qu'il ne convient. Ces plaies irrégulières saignent facilement pendant les efforts de la bête et il importe de les tarir avant d'y insérer le vaccin.

INSERTION DU VACCIN

A mesure qu'une ligne de scarification est achevée on y sème la matière vaccinale dont on dispose. Tantôt le vaccin est conservé à l'état liquide et recueilli dans un tube cylindrique, terminé en pointe effilée à ses deux bouts. Il suffit alors d'appliquer à l'angle supérieur de chacune des incisions l'une des extrémités de ce tube que l'on tient légèrement incliné : le liquide coule naturellement et remplit avec rapidité la petite dépression limitée par les lèvres de la plaie ; l'insertion est faite.

D'autres fois la matière vaccinale est fournie sous forme de pulpe, d'électuaire ou de pommade plus ou moins consistants dont nous indiquerons ultérieurement les modes de préparation. On en prend une parcelle à l'extrémité d'une baguette de verre et on la dépose ensuite à la surface des scarifications.

L'opération terminée, la bête est remise sur pied. Pour cela on applique la courroie ventrale comme il a été dit précédemment et on enlève les divers liens qui immobilisaient la tête et les membres. Puis on imprime à la table un mouvement de bascule pour la rendre verticale et, lorsque l'animal est debout, on déboucle la courroie abdominale.

Aussitôt que la génisse est sur pied il importe d'entourer son muffle d'une muselière en osier. La démangeaison déterminée par les plaies d'insertion sollicite, en effet, l'animal à lécher la surface inoculée, et, si l'on n'y veillait, quelques coups de langue suffiraient alors à enlever le vaccin. La muselière a pour objet d'éviter cet inconvénient ; elle doit même rester à demeure pendant toute la durée de l'évolution vaccinale et n'être enlevée qu'au seul moment des repas. Encore convient-il de ne pas s'éloigner de la génisse pendant qu'elle est débarrassée de la muselière car l'irritation locale produite par l'éruption la pousse à se lécher et il en pourrait résulter une meurtrissure des boutons. A défaut de muselière, on peut encore entourer le cou d'un collier formé par des petits bâtons parallèles et reliés entre eux. Enfin on applique sur le ventre de la génisse une ceinture ou un tablier taillé dans une vieille couverture de laine afin de protéger l'éruption contre les souillures de la litière et le contact irritant de la paille.

ÉVOLUTION DE L'ÉRUPTION

L'éruption vaccinale chez le veau diffère à certains titres de l'éruption vaccinale chez l'homme et présente quelques caractères particuliers sur lesquels il ne sera point inutile d'insister.

Si, chez l'enfant, on suit le développement des boutons de vaccine depuis le jour où l'inoculation a eu lieu, on constate les faits suivants. Le premier, le deuxième, le troisième jour, rien ne se produit au niveau des piqûres; c'est la période d'incubation. Du troisième au quatrième jour, un peu plus tôt en été, un peu plus tard en hiver, apparaît un point rouge recouvrant une très légère saillie. Le cinquième jour la saillie se prononce et la rougeur augmente. Le sixième jour le bouton s'élargit en s'aplatissant; son centre est marqué par une dépression autour de laquelle se dessine une petite zone circulaire argentée. La base du bouton est circonscrite par une auréole rouge. Le septième jour le bouton poursuit et complète son évolution mais n'acquiert parfois son développement parfait que le huitième jour ; il présente alors des caractères bien connus : « c'est une pustule large, arrondie, d'un blanc azuré, entourée d'une aréole plus ou moins étendue, bien déprimée à son centre et terminée par des bords durs, saillants, plus élevés que le reste de la surface. »

Chez le veau la période d'incubation est moins longue et l'évolution des boutons plus rapide. D'une manière constante, l'éruption est plus hâtive dans certaines régions où la peau est souple et fine comme le creux axillaire, le pli inguinal, la mamelle ; c'est là qu'elle apparaît en premier lieu et revêt ses caractères les plus typiques. Envisageons-la d'abord en ces derniers points.

Quarante-huit heures après l'inoculation chaque plaie d'insertion s'entoure d'un mince liseré rouge qui repose sur une très légère saillie, appréciable seulement au toucher.

Le troisième jour la saillie se prononce et se

décèle facilement à la vue ; elle paraît comme acuminée et s'appuie sur une induration dermique d'un millimètre et demi de largeur environ. Le liseré rouge est devenu plus vif et plus large. D'autre part si on examine avec soin, et mieux à la loupe, la surface du bouton rudimentaire, on aperçoit déjà, entre la cicatrice de l'incision et l'auréole rouge périphérique, un très mince liseré d'un gris argenté (planche 1, fig. 1).

Dès le quatrième jour le bouton vaccinal est mieux formé. Il apparaît comme une intumescence limitée par des bords nets, allongée dans le sens de l'incision, légèrement aplatie et présentant à son centre une dépression longitudinale en rapport d'étendue avec la plaie d'insertion (planche 1, fig. 2). Cette dépression centrale est entourée par une zone claire, d'un blanc argenté, large d'un demi millimètre à un millimètre, circonscrite elle-même par une auréole d'un rouge vif qui s'étend au-delà des limites du bouton. Si l'on saisit ce dernier entre les doigts on sent qu'il repose sur une induration dermique dont l'étendue et la profondeur iront en s'accentuant les jours suivants.

Le cinquième jour le bouton prend un développement rapide (planche 2, fig. 4). La saillie qu'il forme est devenue plus large et plus proéminente; les bords qui le limitent sont plus vivement coupés et la dépression centrale apparaît agrandie et plus profonde. On dirait, suivant l'expression de Warlomont, une fève de café allongée. La zone argentée s'est accrue et tranche par son reflet brillant sur la rougeur de l'auréole inflammatoire qui l'entoure. Quelquefois la zone centrale, au lieu de se présenter avec un aspect nacré, prend une teinte louche, jaune ou orangée, sans que d'ailleurs la limpidité de la lymphe soit, par ce fait, altérée.

Pendant la durée du sixième jour le bouton s'accroît encore et parfois c'est à cette époque seulement qu'il atteint son développement complet. Mais en général, après la fin du sixième jour, les phénomènes inflammatoires locaux commencent déjà à se manifester : la peau devient chaude, sensible aux attouchements, douloureuse au niveau des pustules. Celles-ci, plus grosses et plus saillantes, sont entourées d'une large aréole rouge; la zone argentée perd un peu de sa transparence et prend une teinte blanche ou blanc-jaunâtre. Cependant le liquide qui s'en écoule est encore clair et limpide.

Dans le courant ou vers la fin du septième jour

les phénomènes d'inflammation locale s'accentuent encore davantage et l'on constate chez l'animal une légère élévation de température. La suppuration est imminente ou déjà commencée. Bientôt les pustules prennent une teinte jaunâtre, puis se recouvrent d'une croûte ; enfin la dessication ne tarde pas à se produire.

Quand on a procédé par piqûres on obtient des boutons arrondis qui suivent d'ailleurs dans leur développement l'évolution précédente.

Telle est d'une manière générale la marche habituelle de l'éruption vaccinale chez la génisse. Mais il convient d'ajouter que cette description s'applique surtout aux boutons semés dans le creux axillaire, le pli inguinal et les trayons. Dans les régions où la peau est plus épaisse, plus dure ou abondamment pourvue de poils, l'éruption est moins hâtive et diffère quelque peu de la forme type. C'est ainsi que la zone argentée, déjà appréciable à la fin du troisième jour et bien développée au quatrième sur les boutons du creux axillaire, se dessine seulement le cinquième jour sur ceux de la paroi thoracique. Elle s'y manifeste par une modification à peine accentuée des couches épidermiques superficielles (planche 2, fig. 3); encore cette modification est-elle difficilement visible en raison de l'accroissement rapide des poils, et, pour si marquée qu'elle soit, jamais la zone argentée ne présente en ces points la netteté et le développement qu'on lui reconnaît ailleurs.

D'autre part le bouton lui-même se montre avec quelques caractères spéciaux. Au lieu d'être nettement aplati, bien ombiliqué à son centre et limité à la périphérie par des bords abrupts, il se présente sous la forme d'une saillie vaguement acuminée, plus large à sa base que vers son sommet, limitée par des pentes obliques et médiocrement ombiliquée.

Ces différences morphologiques, constantes dans les régions indiquées, méritaient d'être notées afin que l'on ne soit pas conduit à considérer comme illégitime, et, par suite, non utilisable, une éruption s'éloignant par son aspect de la forme type ; méprise d'autant plus fâcheuse que ces larges boutons obtenus dans les régions où le derme est épais laissent écouler une plus grande quantité de lymphe que les analogues semés sur les trayons ou le creux axillaire.

En résumé, l'éruption vaccinale est plus précoce chez la génisse que chez l'enfant; son évolution est plus rapide et c'est du cinquième au sixième jour qu'elle présente son état parfait, tandis que le bouton de l'enfant n'atteint guère sa maturité complète avant le septième jour et quelquefois le huitième. Chez la génisse l'éruption apparaît d'abord dans le creux de l'aisselle, sur les trayons; elle est un peu plus tardive là où la peau est épaisse, mais compense ce retard par un développement plus exubérant, et une plus grande richesse en lymphe.

Certaines circonstances sont susceptibles de retarder la marche de l'éruption. La diarrhée, accident commun chez les veaux, agit d'une manière appréciable dans ce sens et peut, lorsqu'elle est prononcée, différer de vingt-quatre ou trente-six heures son achèvement parfait. La température extérieure ne laisse pas également que de l'influencer : l'éruption est en général ralentie par le froid et favorisée, au contraire, par une température douce et tiède.

VI

MOMENT OPPORTUN POUR UTILISER LES BOUTONS VACCINAUX

Dès l'instant où les premières manifestations se produisent autour de l'incision, le bouton, encore rudimentaire, contient déjà de la matière inoculable et peut, au besoin servir pour la vaccination. Negri employait souvent les boutons du troisième jour.

Mais si l'utilisation précoce de l'éruption est rationnellement recommandable pour les vaccinations isolées ou urgentes, il ne saurait en être de même lorsqu'il s'agit d'inoculer un grand nombre de sujets. Alors, et pour se ménager une source abondante de virus, il convient d'attendre le moment où le bouton recèle une grande quantité de lymphe claire, transparente et très active. Ce moment précis, bien déterminé aujourd'hui, commence avec le cinquième jour et finit le sixième; il correspond à cette période pendant laquelle l'éruption, devenue très saillante, est surmontée d'une zone argentée, large, turgide, transparente. Plus tôt, le bouton ne laisserait écouler qu'une minime quantité de lymphe; plus tard celle-ci pourrait être adultérée par les produits de la suppuration commençante. Quelques auteurs conseillent même d'employer exclusivement les pustules du cinquime jour, attribuant à la lymphe recueillie dansces conditions une virulence plus grande. D'autres, comme Lanoix, reculent jusqu'à la fin du septième jour le temps durant lequel le vaccin reste valable. En réalité l'évolution des boutons est sujette à varier selon les conditions de température. Pendant l'été elle est plus rapide; parfois alors l'éruption acquiert dès le cinquième jour son parfait développement et si l'on attendait jusqu'au septième jour pour l'utiliser on aurait risque de recueillir une lymphe peu ou point virulente. En hiver, au contraire, la marche de l'éruption est souvent ralentie et on peut au septième jour encore obtenir un liquide franchement vaccinal. Mais mieux vaut ne pas compter sur cette marge aléatoire et, d'une manière générale, choisir, pour la récolte, cette période qui s'étend du commencement du cinquième jour à la fin du sixième ; l'expérience a appris, en effet, qu'elle correspond au moment où le vaccin de génisse présente son maximum d'activité.

VII

RÉCOLTE DU VACCIN

L'animal est placé et immobilisé sur la table à bascule comme il a été dit précédemment, en ayant soin toutefois de ne pas donner à ses membres une extension trop prononcée. Si, en effet, pour l'opération du rasement, il est utile de tendre la peau de la région thoraco-abdominale, le même dispositif, dans le cas actuel, gênerait le placement des pinces expressives et en favoriserait le glissement.

Pour extraire la lymphe contenue dans les boutons il est indispensable de recourir à un procédé différent de celui que l'on emploie lorsqu'il s'agit de l'éruption développée sur l'enfant. Chez ce dernier il suffit de déchirer légèrement ou de percer la cuticule épidermique qui surmonte le bouton pour faire sourdre aussitôt les gouttelettes de lymphe. Le liquide est collecté dans des cavités aréolaires, formées aux dépens du corps muqueux de Malpighi; en transperçant l'enveloppe épidermique sur différents points on ouvre et on vide successivement chacune de ces petites logettes. Mais il est loin d'en être ainsi pour les boutons de la vaccine animale; les incisions, le grattage, la déchirure complète de la couche épidermique qui limite au dehors la zone argentée ne donnent lieu à *aucune* issue de liquide : la surface reste sèche.

Afin d'appeler au dehors la lymphe qui ne peut s'écouler spontanément, il faut exercer une pression convenable à la base du bouton vaccinal; alors seulement vient suinter une abondante quantité de liquide. On se sert, dant ce but, soit d'une pince à verrou ordinaire, soit d'une pince hémostatique, ou mieux encore des pinces expressives spécialement construites pour cet usage : pince courbe de Lanoix, pince courbe à coulisseau de Warlomont, pince de Belluzi, pince droite de Chambon, etc. Cette dernière nous paraît la mieux appropriée.

Pour la placer on soulève la pustule de la main gauche par un pli fait à la peau ; puis, de la main droite, on applique les mors de la pince très exactement à sa base et non sur la peau envi-

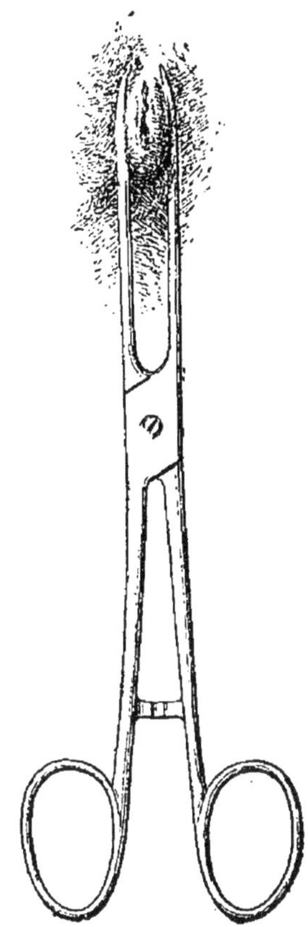

Fig. 6. — Pince expressive, modèle Chambon, enserrant un bouton vaccinal.

ronnant la petite tumeur. Il est nécessaire que celle-ci soit bien dans l'axe de la pince.

L'instrument étant solidement fixé, on avive la surface de la pustule en la raclant rapidement à l'aide de la lancette et aussitôt la lymphe commence à paraître sous la forme d'un liquide légèrement visqueux, transparent qui se collecte en grosse goutte à la partie déclive. Une pression légère suffit d'abord. Au bout de quelques minutes le suintement diminue; on lui donne plus d'activité en augmentant le degré de pression. Chaque bouton ainsi étreint par une compression graduée peut facilement fournir la quantité de lymphe nécessaire à l'inoculation de douze à quinze personnes par trois piqûres à chaque bras.

Dès que le vaccin commence à sourdre rien n'est plus facile que de charger les lancettes ou les aiguilles.

RÉCOLTE DU VACCIN EN TUBE

La lymphe vaccinale fournie par la génisse diffère à quelques égards de celle que l'on recueille chez l'enfant. L'une, celle de l'enfant, reste fluide à sa sortie du bouton et ne tend guère à s'épaissir; incluse dans un tube elle ne s'y coagule pas. L'autre, au contraire, possède une plasticité remarquable et une grande tendance à la coagulation. A peine, en effet, commence-t-elle à couler sous la pression des pinces qu'elle ne tarde guère à s'épaissir, à se figer en une sorte de gelée fibrineuse qu'il faut écarter avec la lancette ; souvent même cet incident se reproduit à plusieurs reprises avant l'épuisement complet d'une pustule. Introduit dans un tube, le vaccin de la génisse conserve cette propriété plastique et donne un coagulum abondant dès les premiers instants de sa pénétration dans le réservoir. Si cette propriété est sans inconvénient pour l'utilisation du vaccin *in situ*, il n'en est plus de même lorsqu'il s'agit de le recueillir dans des tubes en vue d'un emploi ultérieur ou de la conservation. La coagulation de la fibrine y devient alors la source de difficultés pratiques qu'il est cependant facile d'écarter ; aussi est-il nécessaire d'entrer dans quelques détails au sujet de la récolte en tube du vaccin de génisse.

Pour récolter le vaccin *humain* on se sert de tubes *capillaires*, cylindriques ou renflés à leur milieu, dont on plonge une des fines extrémités dans le liquide collecté à la surface du bouton. Sous l'influence de la capillarité la lymphe remplit rapidement le tube. D'autre part, le vaccin humain ne se coagulant pas, il est toujours aisé, pour les besoins ultérieurs, de vider le petit réservoir de son contenu. Lorsqu'il s'agit du vaccin de génisse ces tubes capillaires ne peuvent être employés pour recueillir le liquide *à même* la pustule. S'ils se remplissent aisément, ils ne se vident pas de même et très souvent il est impossible de chasser au dehors la lymphe qu'ils renferment. Par le fait de son extrême plasticité celle-ci, en effet, s'est coagulée en formant un fil fibrineux qui mesure parfois toute la longueur du tube et empêche l'écoulement du liquide. Le tube est hors d'usage.

Il est facile, par le procédé suivant, d'éviter cet inconvénient. Au lieu d'un tube capillaire on emploie un tube cylindrique, long de six à huit centimètres, large de deux millimètres et terminé par des extrémités effilées sans être toutefois capillaires. L'une de ces extrémités est plongée dans le liquide à recueillir ; celui-ci pénètre facilement, surtout si l'on donne au tube une position déclive propre à favoriser l'aspiration par l'action de la pesanteur et si l'on a soin aussi d'écarter avec une aiguille la couche fibrineuse qui épaissit la lymphe. Huit ou dix minutes sont nécessaires pour remplir ce tube. Afin de procéder avec rapidité il est opportun de comprimer simultanément plusieurs pustules.

Mais souvent, et à plusieurs reprises pendant cette opération, il arrive que le liquide cesse brusquement de pénétrer : la cause en est dans des coagulations fibrineuses filiformes qui obturent l'extrémité effilée. Il suffit alors d'introduire dans le tube, par l'extrémité obturée, un crin de cheval qui repousse le coagulum vers la partie large du réservoir ou l'entraîne avec lui quand on le retire.

Le tube étant rempli, un caillot fibrineux ne tarde pas à se former, enserrant dans ses mailles les débris épithéliaux et les globules sanguins qui se mélangent très souvent à la lymphe ; aussi se présente-t-il, d'habitude, avec une coloration rosée ou rougeâtre. Après une heure ou deux le coagulum est achevé et flotte au milieu d'une lymphe parfaitement claire et limpide.

A ce moment, d'un trait de lime, on divise le tube dans sa partie large et on en verse le contenu dans un verre de montre. Il est alors facile, à l'aide d'une aiguille, de séparer et d'enlever le caillot et les débris fibrineux flottants au milieu du liquide (1). On obtient ainsi un vaccin transpa-

(1) Les caillots fibrineux contiennent une proportion

rent, très fluide, privé désormais de ses principes coagulants et que l'on peut, en toute sécurité, introduire dans les tubes les plus capillaires.

RÉCOLTE DE LA PARTIE SOLIDE DU BOUTON VACCINAL

Lorsque la lymphe a cessé de couler sous l'action des pinces expressives, le bouton vaccinal est loin d'être épuisé. Sa trame renferme encore une abondante proportion de matière virulente que l'on peut utiliser. Tous les médecins vaccinateurs s'accordent en effet à reconnaître que les principes actifs résident surtout dans la partie solide ou demi-solide du bouton et la plupart des Instituts vaccinogènes tendent même aujourd'hui à n'employer que cette dernière, à l'exclusion du liquide. Il y aura donc utilité à la recueillir si besoin en est.

Dès que la lymphe n'apparaît plus, les pinces restant toujours en place, on gratte soit avec la lancette, soit mieux encore avec une petite curette chirurgicale tout le contenu mou de la

notable d'éléments virulents; aussi doivent-ils être mis à part pour être utilisés comme il sera dit ultérieurement.

pustule, jusqu'à sa base, c'est-à-dire le derme. On obtient de la sorte des débris pulpeux très riches en matière virulente qui peuvent être inoculés séance tenante et sans préparation. S'il y a lieu de les réserver en vue d'un usage ultérieur on les dépose dans un verre de montre pour les triturer ensuite avec de la glycérine ainsi qu'il sera dit plus loin ; ce mélange constitue une matière vaccinale très active.

La récolte du vaccin est toujours d'assez longue durée. Qu'il s'agisse d'inoculer plusieurs centaines de personnes, de remplir un nombre déterminé de tubes et de gratter ensuite les boutons, cette opération nécessite le maintien de la génisse pendant deux ou trois heures sur la table à bascule ; d'autre part l'application des pinces expressives ne laisse pas que d'être douloureuse en agissant sur des tissus rendus sensibles par le travail morbide dont ils sont le siège. Aussi faut-il compter avec l'agitation incessante de l'animal et la prévenir à l'aide du moyen précédemment indiqué afin d'éviter l'expulsion des pinces par les mouvements que provoquent l'ennui et la douleur.

Lorsque l'animal reste trop longtemps immobilisé il peut survenir un incident dont nous avons été témoin et qui mérite d'être signalé. La génisse manifeste son impatience par des soubresauts continuels, ses yeux s'injectent, ses flancs sont animés d'un battement rapide et le tube intestinal se météorise. Alors aussi l'écoulement du liquide se ralentit à la surface des pustules; les boutons les plus larges, les mieux formés se tarissent rapidement et ne donnent que quelques rares gouttelettes. Ces phénomènes dépendent vraisemblablement d'un état nerveux produit par la fatigue. Lorsqu'ils se manifestent, il suffit de suspendre les opérations, de délier la génisse et de la laisser quelques instants en liberté. Sous l'influence du repos la tympanite disparaît, la respiration reprend son rythme normal et lorsque ensuite la génisse est replacée sur la table les pustules laissent écouler le vaccin avec la profusion ordinaire.

ENTRETIEN D'UNE SOURCE VACCINALE

Pour entretenir une source vaccinale en vue d'un service régulier, les dispositions à prendre sont faciles à établir d'après les détails précédents. L'éruption devant être utilisée dans les limites indiquées plus haut, l'inoculation de la génisse devra donc être faite six fois vingt-quatre heures avant le moment fixé pour les vaccinations; celles-ci, d'ailleurs, au gré du médecin, pourront être réparties en deux séances consécutives, correspondant l'une au cinquième, l'autre au sixième jour de l'éruption. Sur cette première génisse on prélèvera la quantité de lymphe nécessaire à l'inoculation de la deuxième; ce vaccin sera recueilli dans des tubes soigneusement fermés à la lampe et maintenus en lieu frais.

Puis la seconde génisse est inoculée dans les mêmes conditions de temps que la précédente et ainsi de suite.

VIII

SOINS A DONNER A L'ANIMAL

Les soins à donner à la génisse pendant la durée de son séjour à l'étables ne ont pas d'une minime importance; ils exigent même une certaine attention si l'on veut éviter quelques incidents pathologiques susceptibles de modifier la marche régulière de l'éruption vaccinale.

L'étable doit être saine, sèche, bien aérée et maintenue durant la saison rigoureuse à une température modérée; 14 ou 15° suffisent.

Souvent les animaux arrivent abattus, fatigués par un voyage en chemin de fer ou la privation de nourriture. Il est opportun de les laisser au repos durant vingt-quatre heures avant de procéder à l'inoculation; ce délai permet en outre de vérifier leur état de santé. Parfois l'animal est atteint de diarrhée. Légère, elle peut aisément disparaître sous l'influence du régime et de quelques soins faciles à donner, mais il est prudent de la combattre avant de pratiquer la vaccination. Si, au contraire, la diarrhée est intense et donne lieu au rejet fréquent et abondant de matières liquides jaunâtres, fétides, mieux vaut, lorsque les circonstances le permettent, ne pas opérer dans de semblables conditions et faire choix d'une autre bête.

La nourriture comporte journellement huit ou dix litres de lait et deux œufs frais, le tout distribué en trois repas. Les œufs sont écrasés dans le bouche de l'animal qui avale simultanément la coquille et son contenu. Le lait est donné tiède. Quelques animaux le boivent facilement dès qu'on le leur présente. D'autres (c'est le plus grand nombre) ne savent pas encore s'alimenter seuls et doivent être nourris soit à la bouteille, soit par le procédé suivant. Le lait est versé dans un seau. On plonge une main dans le liquide, la face palmaire dirigée vers la surface, en ayant soin de faire émerger l'extrémité du médius et de l'index parallèlement accolés. De l'autre main on abaisse la tête de l'animal jusqu'au contact des doigts ; il ne tarde pas à les saisir entre ses lèvres et à pratiquer sur eux d'actifs mouvements de succion.

Quelquefois, sans cause appréciable, la diarrhée survient au décours de la période vaccinale. Pour la faire disparaître il suffit le plus souvent de modifier le régime. La quantité de lait est réduite à cinq ou quatre litres auxquels on ajoute quatre ou six échaudés finement broyés. Ou bien encore on ne donne d'autre aliment que trois ou quatre œufs : ce dernier moyen est celui qu'emploient les bouchers pour combattre la diarrhée des veaux Si le dévoiement persiste, la magnésie calcinée ou quelques gouttes de laudanum pourront être très utilement données.

D'une manière générale, la vaccination n'est jamais par elle-même la cause d'un état morbide appréciable. Bien soignés et bien nourris, les animaux ne maigrissent pas, ne subissent aucun déchet, aucune dépréciation et leur viande ne perd rien de ses qualités marchandes. Il en sera toujours ainsi si l'on a soin de faire abattre les animaux destinés à la consommation vers la fin du sixième jour ou au commencement du septième, c'est-à-dire avant l'apparition de la fièvre de suppuration; plus tard celle-ci, en se développant, pourrait communiquer à la chair musculaire les caractères propres aux viandes dites *fiévreuses*.

IX

PROCÉDÉS DE CONSERVATION DU VACCIN

Il n'est pas d'un médiocre intérêt que de pouvoir conserver à la matière vaccinale son activité et sa virulence premières pendant un temps assez long, soit pour l'expédier au loin, soit pour créer des réserves en vue de besoins ultérieurs ou d'éventualités pressantes. Divers moyens sont employés dans ce but. Tous ne possèdent pas la même valeur et ne sont pas d'une réalisation également facile dans les diverses circonstances où l'on est conduit à opérer. La plupart d'entre eux cependant sont simples, pratiques et susceptibles de rendre de précieux services. Aussi devons-nous les relater avec quelques détails.

Lorsque le bouton vaccinal est parvenu à maturité on peut lui emprunter pour la conservation :

1° la lymphe que l'on exprime à l'aide des pinces, 2° la substance solide détachée par le grattage.

De ces deux éléments, le premier, selon la plupart des auteurs, est relativement le moins riche en particules virulentes ; le second, au contraire, c'est-à-dire le substratum du bouton, renferme une proportion considérable de ces mêmes principes et possède, à ce titre, une activité beaucoup plus grande. L'un et autre toutefois, peuvent être utilement employés.

1° VACCIN LIQUIDE OU LYMPHE VACCINALE

La lymphe est recueillie, comme il a été dit précédemment, dans des tubes longs de six à huit centimètres et larges de deux millimètres. Après une heure ou deux la matière fibrineuse se coagule et donne un caillot flottant au milieu d'une sérosité claire, transparente. Ce tube est alors sectionné par un trait de lime ou de couteau à verre et son contenu versé dans un verre de montre. A l'aide d'une aiguille on sépare les caillots et les débris que l'on met à part pour les utiliser comme il sera dit plus loin, car ils retiennent dans leurs mailles une certaine quantité de principes virulents. Le liquide ainsi expurgé est introduit dans un nouveau tube que l'on remplit exactement en ayant soin de n'y point faire pénétrer de bulles d'air. Enfin les deux extrémités du réservoir sont fermées soit à la lampe, soit en les plongeant dans une bougie formée de trois parties de parafine et d'une partie de suif (Chambon); on peut encore opérer le capsulage artificiel du tube à l'aide d'une solution de caoutchouc dans l'éther, préparation vendue dans le commerce.

Ces tubes sont expédiés sans autre manipulation ou déposés dans un endroit frais et à l'abri de la lumière.

La lymphe préparée de la sorte ne possède pas théoriquement toute la valeur de celle que l'on recueille à la surface même de la pustule, car la fibrine, en se coagulant, a retenu une proportion notable d'éléments virulents. Son efficacité toutefois ne saurait être mise en doute. Employé dans de bonnes conditions, c'est-à-dire peu de temps après la récolte, ce liquide donne des résultats tout aussi certains et aussi satisfaisants que la lymphe directement empruntée à la pustule. Mais sa conservation a une durée limitée. Au bout de quinze à vingt jours l'activité du vaccin en tube commence déjà à décroître, devient incertaine et fréquemment disparaît après quatre ou six semaines. Cependant du vaccin ainsi conservé depuis trois mois nous a donné de très beaux résultats sur des enfants. A vrai dire la persistance de la virulence après ce laps de temps est trop aléatoire pour que l'on puisse toujours espérer semblable réussite, du moins lorsqu'on applique ce liquide à la vaccination humaine. Il en est tout autrement, en effet, si on l'utilise pour l'inoculation des génisses. Selon la remarque très juste de Ciaudo, le vaccin en tube conserve encore son efficacité après quatre et même six mois lorsqu'on l'ensemence sur ces animaux. C'est évidemment là une particularité qui mérite d'être prise en considération.

Quelquefois, même dans les tubes les mieux clos, le vaccin se putréfie. Afin d'obvier à cet inconvénient on peut, à l'exemple de Warlomont, l'additionner d'une très petite quantité de glycérine. Cette substance employée dès 1866 par E. Muller pour conserver le vaccin humain, n'altère en rien la virulence du liquide ; mais elle doit être absolument pure, neutre, c'est-à-dire dépouillée de toute trace d'acide formique ou chlorhydrique. Il suffit d'en verser une goutte ou deux dans le verre de montre où l'on opère la séparation des caillots et de la lymphe avant l'emplissage des tubes.

On peut encore ajouter à la lymphe une substance antiseptique. R. Pott a démontré, en effet, que le vaccin mélangé à ces dernières ne perd nullement ses qualités. Cet auteur a eu des succès avec un mélange à parties égales de vaccin humain et de l'une des solutions suivantes : solution d'acide salicylique à un tiers pour cent; solution d'acide phénique de un à trois pour cent (ces deux mélanges doivent être employés le plus tôt possible car ils perdent rapidement leur virulence); solution d'acide borique à trois pour cent qui se conserve mieux. On a expérimenté également avec succès une solution au thymol et une solution de sublimé au millième (1). Lorsque le vaccin est ainsi dilué il devient nécessaire, pour les inoculations, de l'introduire en plus grande quantité, soit par la voie des piqûres, soit mieux à l'aide des scarifications.

(1) D'Espine. — Article : « Vaccine » *in Dictionn. de méd. et de chirurg. pratiques.*

POINTES D'IVOIRE

Les pointes d'ivoire, usitées depuis longtemps en Angleterre pour conserver le vaccin d'enfant, ont été appliquées avec non moins de succès par Warlomont à la conservation du vaccin animal. Bien que ce procédé ne soit guère plus employé aujourd'hui, nous croyons cependant devoir en donner la description d'après l'auteur précédent (1).

La pointe d'ivoire est une plaque, carrée à l'une de ses extrémités, pointue à l'autre, longue de cinq centimètres, large de six millimètres, épaisse comme une carte à jouer. Pour la charger, on l'applique à la surface d'une pustule au moment où le vaccin s'écoule sous la pression des pinces; ses deux faces sont ainsi recouvertes de lymphe sur une étendue de un à deux centimètres. La plaque est ensuite déposée sur le fond d'une assiette retournée, la base appuyée sur la saillie du rebord circulaire et la pointe dirigée vers le centre de l'assiette. Par le fait de cette légère déclivité le vaccin glisse et s'accumule vers la

(1) Warlomont. — *Traité de la vaccine.*

pointe. Trente ou quarante plaques peuvent ainsi être placées sur le fond de la même assiette. On les expose alors à une douce température pour dessécher le vaccin par l'évaporation de la partie liquide. Si une première couche de vaccin ne paraît pas suffisante on peut en apposer une seconde après dessication complète. La pointe peut aussitôt être employée. Mais si l'on veut la préparer en vue d'une longue conservation, il faut enduire la partie chargée de vaccin d'une couche de gomme arabique et envelopper le tout de papier d'étain.

« Les pointes ainsi préparées, dit Warlomont, gardent en général leur efficacité pendant assez longtemps. » Pour s'en servir on humecte la lame d'ivoire d'une goutte d'eau tiède qu'on y laisse jusqu'à ce que le vaccin soit bien ramolli. Puis on promène la plaque sur les scarifications pratiquées au bras.

2° VACCIN PRÉPARÉ SOUS FORME DE PULPE OU DE POMMADE (SUBSTANCE SOLIDE DU BOUTON VACCINAL).

Ce mode de conservation dont le comité milanais a, le premier, fait connaître les excellents résultats, est aujourd'hui d'un usage fréquent, parfois même exclusif dans les divers Instituts vaccinogènes, surtout à l'étranger. Le procédé de préparation est simple, facile et consiste à broyer le contenu demi-solide des boutons dans un excipient comme la glycérine destiné à prévenir son altération.

Le bouton étant enserré dans les pinces, on enlève d'abord les débris ou la croûte qui le recouvrent puis on le gratte, soit avec une lancette, soit avec une curette chirurgicale, de façon à détacher les parties profondes. Les fragments que l'on recueille ainsi sont déposés au fur et à mesure de la récolte dans un verre de montre, additionnés de glycérine diluée ou pure, puis triturés dans un mortier jusqu'à ce qu'ils forment une pulpe homogène que l'on introduit dans des tubes non capillaires. Tel est le procédé général auquel chaque opérateur apporte quelques variantes que nous indiquerons brièvement.

a. *Procédé du comité de vaccination animale de Milan* (d'après Ciaudo). — « On enlève le détritus à la pustule et on en fait une pâte homogène en y ajoutant *demi-gramme* par pustule de glycérine chimiquement pure. On met le vaccin ainsi préparé dans une petite fiole en verre qu'on remplit également par moitié de glycérine, laquelle fera office de bouchon et mettra le contenu à l'abri du contact de l'air. On place ce récipient dans un endroit frais et quand on veut prendre le vaccin on n'a qu'à enlever la glycérine et déposer le vaccin sur l'extrémité ouverte de plumes d'oies taillées obliquement. »

b. *Procéde de Pissin* (*Leipzig*) (1). — Pissin prend sur l'animal la totalité du bouton vaccinal, c'est-à-dire la pulpe et la lymphe. Il dépose le tout dans un verre de montre, ajoute de la glycérine diluée à raison *d'une goutte* par bouton, puis en opère le mélange intime de façon à constituer une sorte d'extrait qui au bout de quelque temps est introduit dans les tubes.

c. *Procédé de Pfeiffer* (*de Weimar*) (2). — Les boutons sont d'abord grattés légèrement et nettoyés avec de la glycérine, puis ouverts et raclés avec une lancette mousse afin de détacher la base même de la pustule. La pulpe ainsi obtenue est convertie en pâte imputrescible par la trituration avec un mélange formé de cinquante parties d'eau

(1) Pissin. — *Zur conservirung des animalen vaccine.* (Berliner Klinisch. Wochensch, 1881, p. 651.)

(2) *Sur la culture et la conservation du vaccin animal.* (Berliner klinische Wochenschrift 1882.)

et de glycérine et d'une demi partie d'acide salicylique.

d. *Pulpe glycérinée et pommade de Warlomont.* — « On débarrasse au préalable et avec le plus grand soin la pustule vaccinale des débris de toute sorte dont elle est recouverte et spécialement de la croûte dite vaccinale qui, si elle recèle une forte proportion de principes virulents qu'on peut regretter de devoir sacrifier, est, en plus grande partie encore, constituée par des corps étrangers. Cela fait, ce qui reste, c'est-à-dire le cœur même de la pustule, dégagé de toute impureté, est réduit suivant un mode spécial en un magma très ténu; on le traite ensuite par l'eau glycérinée et l'on introduit l'émulsion ainsi obtenue dans des tubes cylindriques de verre ambré qu'on bouche à froid. Veut-on en faire une pommade, on l'incorpore dans un *excipient aseptique approprié* (1). » L'émulsion et la pommade, dit Warlomont, n'accusent aucune défaillance dans le mois qui suit la récolte et il a pu les faire parvenir intactes jusqu'aux destinations les plus lointaines. Mais il est regrettable que l'auteur ne donne pas de détails plus circonstanciés sur le mode de préparation.

(1) WARLOMONT. — *Traité de la vaccine.*

e. *Procédé usité à l'établissement municipal de vaccination animale de Lyon* (2). — On recueille d'abord la lymphe qui s'écoule de la pustule sous l'action des pinces expressives. Dès que le bouton est tari on enlève par un raclage énergique la croûte, les parois de la pustule et les parties superficielles du derme qui sont déposées dans un godet de verre contenant un mélange en proportions égales de glycérine et d'eau distillée. Cette pulpe à laquelle on ajoute les caillots formés dans la lymphe préalablement récoltée est broyée dans un mortier avec un peu de sucre en morceaux, de manière à pouvoir la diviser mécaniquement. A la poudre humide ainsi obtenue on ajoute, goute à goutte, la glycérine du godet de verre dans laquelle la pulpe avait été déposée. Puis on jette dans cette préparation une pincée de gomme adragante qui la transforme en une pâte demi-liquide. On obtient ainsi une sorte d'électuaire qu'on expédie facilement, sans aucune déperdition, entre deux plaques de verre creusées d'une cupule et qui peut conserver toute sa virulence après quarante-cinq jours.

(1) A. Leclerc. — *Le service de vaccination animale à Lyon*, etc. Communication à la société de Lyon et du Sud-Est, 1884.

Les effets de ce vaccin, dit M. Leclerc, sont incomparablement supérieurs à ceux du vaccin en tube; ils se traduisent d'après les statistiques par les résultats suivants :

Pour les vaccinations 99 succès 0/0

Pour les revaccinations 50 succès 0/0

Quel que soit celui de ces procédés auquel on ait recours, la méthode précédente donne de bons résultats et assure pendant un temps relativement long la conservation du virus. Au cours des deux mois qui suivent la récolte, la pulpe glycérinée ne perd rien de ses qualités premières et peut ainsi rendre de grands services pour la vaccination des enfants ou des adultes. Passé ce délai, son efficacité s'affaiblit et devient aléatoire lorsqu'on l'applique à l'espèce humaine. Mais il nous a paru en être tout autrement lorsqu'on fait servir cette mixture à l'inoculation des génisses. Après de longs mois, une année même, elle conserve encore sur ce terrain son activité complète. C'est ainsi que la pulpe préparée au mois de décembre 1884 et inoculée à une génisse en décembre 1885 nous a fourni, au niveau de chaque insertion, des boutons légitimes et bien développés (1).

(1) A la même époque nous avons inoculé, par comparaison, du vaccin liquide, pur ou additionné de glycérine,

C'est évidemment là une ressource précieuse de nature à favoriser la pratique de la vaccination animale dans les petits centres de population où il suffirait, pour les besoins, d'inoculer trois ou quatre génisses par année.

Lorsque la pulpe glycérinée doit servir à la vaccination des enfants ou des adultes il est nécessaire de recourir au procédé des scarifications.

3° VACCIN EN POUDRE (PULPE DESSÉCHÉE)

A la méthode précédente tend à se substituer aujourd'hui un procédé non moins efficace, peut-être même supérieur, au dire des auteurs, qui consiste à conserver le contenu solide des boutons à l'état sec et sous forme de poudre.

Frappoli le premier est entré dans cette voie. Il détachait la pustule dans son entier par une

recueilli au mois de décembre 1884 et maintenu pendant une année dans un endroit frais, à l'abri de la lumière. Le contenu de certains tubes s'était putréfié et répandait une odeur infecte. Dans la plupart des autres le vaccin avait conservé sa limpidité et son apparence premières. Son inoculation n'a donné que de très médiocres résultats. Sur, un grand nombre d'insertions, quelques-unes seulement une sur dix ou douze environ, ont fourni des boutons chétifs et très lents à se développer.

incision ne dépassant pas le derme, puis la soumettait à la dessication ; des boutons ainsi préparés depuis 110 à 130 jours auraient fourni, d'après Ciaudo, les meilleurs résultats.

La même pratique a été employée avec grand succès par Verardini qui opérait la dessication à l'aide d'une cloche pneumatique, sous une pression de dix à quinze millimètres de mercure. Il a paru à cet auteur que les boutons se conservaient d'autant mieux que la température était maintenue plus basse (6°, 4° ou 0°) au moyen de la glace (1). Les boutons desséchés étaient ensuite réduits en poudre fine et introduits dans des tubes fermés par un tampon de ouate.

Depuis les premiers essais des médecins italiens l'application de ce procédé s'est aujourd'hui répandue. Reissner (2) prépare à l'Institut vaccinogène de Darmstadt une poudre vaccinale qui conserve pendant longtemps toute son efficacité. La pulpe extraite des pustules par le raclage est placée dans un dessicateur à acide sulfurique. Au bout de quelques jours la dessication est

(1) Ciaudo. — *Loc. cit.*

(2) Reissner. — Ueber cine einfache methode zur aufbewahrung thierischen impsftoffs. Deutsche med. Woch. 1881, cité par d'Espine in Dict. de med. et de chir. pratiques.

complète. Les fragments sont alors pulvérisés dans un mortier puis tamisés à travers de la mousseline. Au moment d'employer cette poudre on la dépose dans un verre de montre avec une quantité égale d'eau glycérinée. Il faut, pour que le mélange soit bien homogène, laisser pendant quatre à cinq minutes la poudre se gonfler et s'imbiber spontanément, puis brasser le tout. Les vaccinations du grand duché de Hesse-Darmstadt qui se font toutes avec la poudre de Reissner ont donné 98,6 0/0 de succès.

Selon Fürst (1) la dessication de tout le contenu de la pustule vaccinale constitue le mode de conservation par excellence. Elle peut être pratiquée sur le chlorure de calciun (Hollande), dans le vide (Italie), avec l'acide sulfurique (Hesse-Darmstadt) ou l'anhydride phosphorique. Afin d'agir rapidement sur de grandes quantités de pulpe, Furst opère dans une étuve sèche ; au moyen d'un filet d'eau servant d'aspirateur il dirige sur le vaccin un courant d'air modérément chauffé, filtré sur de l'ouate salicyliquée et desséché sur du chlorure de calcium.

(1) Furst. — Die gegenwartigen méthoden zur conservirung animaler vaccine. (Berliner klinische Wochenscrift, 1883, p. 42.)

Les produits ainsi préparés présentent, d'après les auteurs précédents, les meilleures garanties contre la décomposition et gardent toute leur activité pendant un temps très long.

Malgré l'estime dont jouit le vaccin de conserve dans divers pays tels que l'Italie, la Belgique, la Hollande, l'Allemagne, la Suisse, etc., on ne saurait prétendre qu'il soit susceptible de remplacer partout et toujours le vaccin frais. Son emploi ne répond qu'à des indications restreintes et ne nous semble pas devoir constituer une méthode générale, exclusive. En ce qui concerne les vaccinations humaines, rien ne vaut mieux que le vaccin frais, transporté directement de la génisse au bras des sujets et c'est à ce dernier qu'il faudra recourir de préférence toutes les fois que les circonstances le permettront. On ne peut oublier, en effet, que si la conserve de vaccin possède des avantages réels, elle compte aussi des défaillances et n'est point exempte d'inconvénients. Non seulement l'activité du produit est sujette à faiblir, mais, fait plus important, son emploi a quelquefois donné lieu à des inflammations locales, des lymphangites, des phlegmons circonscrits, voire même des septicémies graves. L'action de la glycérine n'est évidemment pas étrangère à l'apparition des irritations phlegmasiques ; quant aux accidents plus sérieux, très rares à la vérité, ils sont imputables à l'adultération de la matière vaccinale par des produits septiques recueillis avec les éléments de la pustule ou développés ultérieurement sous l'influence de la décomposition. La pulpe broyée dans la glycérine ou réduite en poudre contient, en effet, des matières organiques, sang, fibrine, débris de tissus que les excipients employés ou la dessication ne mettent pas toujours, et d'une manière absolue, à l'abri des altérations subséquentes, de la putréfaction. Des éléments septiques peuvent alors prendre naissance et, par leur mélange avec le vaccin, donner lieu aux accidents signalés plus haut. Peut-être sera-il possible d'éviter les éventualités de ce genre par la multiplicité des précautions dont on entourera la récolte du vaccin : choix scrupuleux des boutons utilisables, rejet de la croûte qui renferme des matières étrangères, application rigoureuse de l'antisepsie à la préparation et à la conservation. Tout au moins il sera opportun, pour les vaccinations humaines, de renoncer au vaccin conservé pendant les grandes chaleurs de l'été et de ne jamais employer une préparation ancienne ou d'apparence douteuse. On ne saurait, en effet, réclamer trop de garanties en pareille matière et les réserves précédentes méritaient d'être faites. Il sera surtout plus judicieux, lorsqu'il s'agit de vaccin récolté depuis un ou deux mois, de faire servir cette réserve non pas à l'inoculation de l'espèce humaine, mais à l'inoculation de la génisse et de puiser à cette nouvelle source.

FIN

TABLE DES MATIÈRES

FIN DE LA TABLE DES MATIÈRES

EXPLICATION DE LA PLANCHE I

Figure 1. — *Boutons de la région axillaire au troisième jour révolu.*

L'éruption se caractérise par une légère saillie reposant sur une petite induration dermique et présentant au pourtour de la plaie d'insertion un très mince liseré d'un gris argenté. Ce dernier est entouré d'une aréole rouge peu étendue.

Figure 2. — *Boutons de la région axillaire au quatrième jour révolu.*

Ils sont constitués par une intumescence aplatie que limitent des bords nets. La dépression centrale, vestige de l'incision, est entourée d'une zone claire, argentée, à la périphérie de laquelle s'étend une aréole rouge plus marquée.

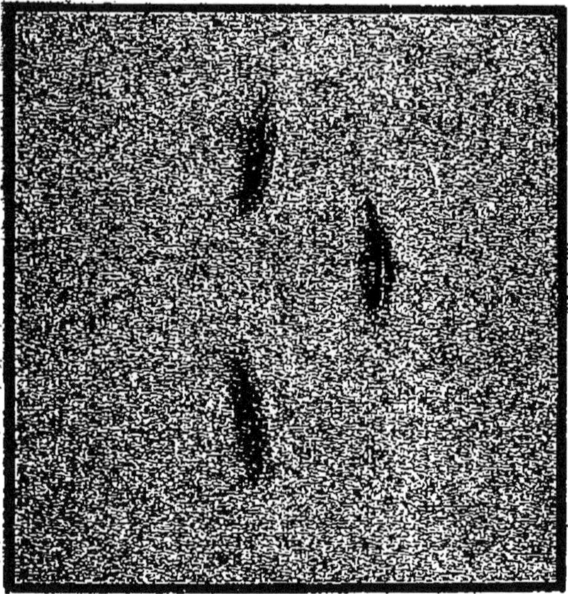

Fig 1. 3e jour *(région axillaire.)*

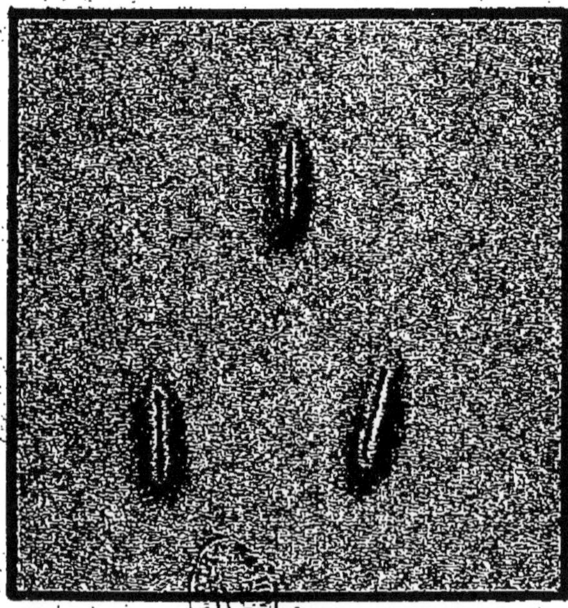

G. Dery O. Doin Éditeur.

Fig. 2. 4e jour *(région axillaire.)*

EXPLICATION DE LA PLANCHE II

Figure 4. — *Boutons de la région axillaire au cinquième jour révolu.*

L'éruption est devenue plus saillante. La dépression centrale est agrandie. La zone argentée est plus développée et l'aréole rouge périphérique plus large.

Figure 3. — *Boutons de la région thoracique au cinquième jour révolu.*

Les éléments de l'éruption sont plus larges que dans la région axillaire ; leur saillie est plutôt acuminée qu'aplatie et la zone argentée moins bien accentuée.

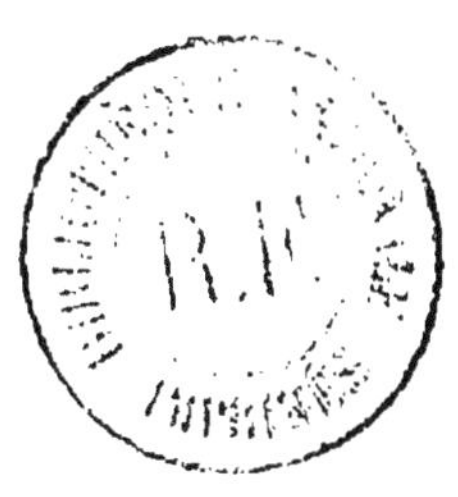

ASNIÈRES. — IMP. LOUIS BOYER ET Cie, 7, RUE DU BOIS.

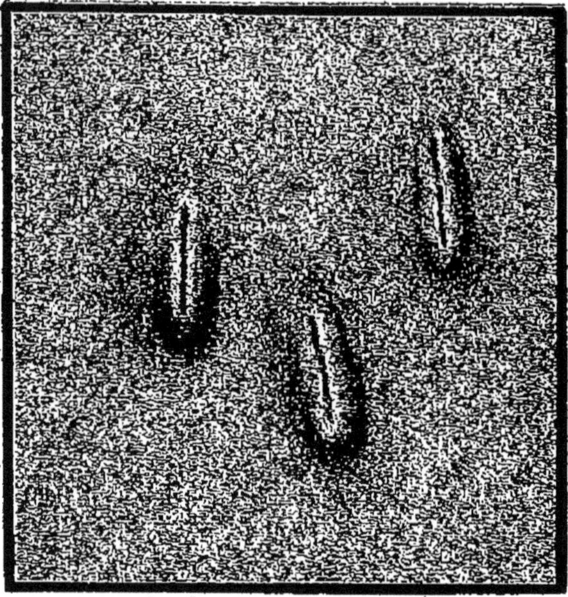

Fig. 3. 5e jour *(région thoracique.)*

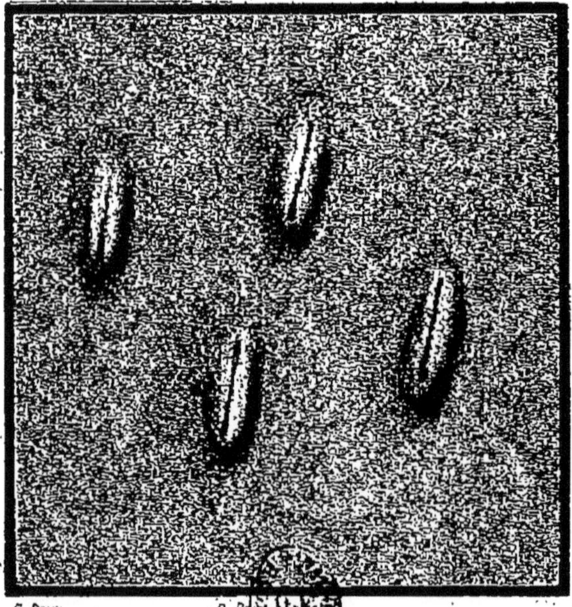

G. Devy. D. Dow.

Fig. 4. 5e jour *(région axillaire.)*

www.ingramcontent.com/pod-product-compliance
Ingram Content Group UK Ltd.
Pitfield, Milton Keynes, MK11 3LW, UK
UKHW020113240726
13926UKWH00011B/1210

9 782016 196908